INSTITUT ÉGYPTIEN

Séance du Lundi 13 Mai 1907

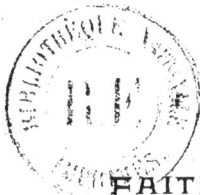

COMMUNICATION

FAITE par M. B. BEZAULT

SUR

L'ASSAINISSEMENT DES VILLES

CAS PARTICULIER DU CAIRE

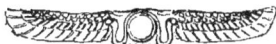

AINAGE ET ÉVACUATION DES RÉSIDUS

SOLIDES ET LIQUIDES

ÉPURATION DES EAUX D'ÉGOUTS

ASSAINISSEMENT GÉNÉRAL DES VILLES

CAS PARTICULIER DU CAIRE

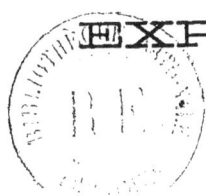

EXPOSÉ GÉNÉRAL

AVANT-PROPOS

Depuis longtemps, la salubrité générale des villes préoccupe à juste titre les Hygiénistes, comme étant le meilleur moyen d'assurer l'état sanitaire des habitants.

Pour améliorer l'assainissement général, on s'est occupé principalement de la répartition et des dimensions des rues, de la propreté des habitations, de la nature des industries, de l'eau potable, etc., mais, trop rarement, on s'est inquiété du drainage des déchets de la vie, déchets liquides et solides.

Pourtant, il y a là une question intéressant au plus haut point l'état sanitaire des villes. N'est-il pas en effet aujourd'hui démontré que la plupart du temps les maladies contagieuses se propagent par l'intermédiaire des déchets de la vie, ordures ménagères, eaux de lavage, produits de cabinets d'aisances, etc. ?

Si on ne semble pas jusqu'à présent avoir attribué à cette question toute l'importance qu'elle mérite, cela tient à diverses causes dont la principale doit être la date relativement récente de la découverte de la bactériologie. Avant cette découverte, en effet, malgré les progrès de la Science, il était presque impossible de se rendre compte exactement des graves méfaits dus à la contamination de l'air et la pollution des nappes d'eau. Aujourd'hui, il est à souhaiter que la peur du microbe fasse comprendre de plus en plus qu'il ne suffit pas de nettoyer les habitations, mais qu'il faut en rendre les résidus inoffensifs. En un mot, l'hygiène individuelle est illusoire si la ville n'est pas elle-même en bon état de salubrité.

Il n'est plus permis d'ignorer les graves conséquences qu'entraînent surtout dans les grandes villes, l'infection continuelle du sous-sol, la propagation des poussières nocives, les flaques d'eau stagnante, favorisant l'éclosion des moustiques, etc., etc. Les Américains des Etats-Unis ne sont-ils pas arrivés à assainir Cuba et à en faire disparaître presque complètement les moustiques par le drainage des eaux et la suppression des eaux stagnantes?

Le drainage et l'évacuation rationnels des déchets de la vie, sur un point convenablement choisi où aurait lieu l'épuration, constituent donc bien un moyen de prophylaxie des plus efficaces, qui, sous les climats chauds particulièrement, devrait être observé plus rigoureusement que partout ailleurs.

Par évacuation rationnelle, nous entendons le drainage et l'éloignement rapide de tous les résidus par des moyens n'offrant aucun danger pour la santé publique, moyens appropriés aux diverses natures de résidus et que nous allons décrire.

RÉSIDUS SOLIDES

Destruction. — En ce qui concerne les déchets solides (ordures ménagères) l'enlèvement peut se faire pratiquement à l'aide de charrois en voitures de préférence fermées. On a le plus grand tort, à notre avis, de vouloir utiliser ces déchets solides comme engrais en les répandant à la surface des terrains environnant la ville. La quantité d'engrais est d'abord faible et ensuite il peut en résulter de multiples inconvénients, surtout lorsque les terrains sont cultivés en plantes potagères, ce qui est souvent le cas. En dehors de l'aspect désagréable, ces déchets répandus sur les terres forment comme une couronne d'infection autour de la ville.

A ce sujet, nous estimons qu'on ne doit pas envisager les moyens d'assainissement au point de vue de leur rendement en bénéfices, mais bien avant tout, au point de vue de leur efficacité hygiénique.

Il importe donc de détruire et rendre inoffensives les ordures ménagères. Le meilleur système à employer à cet effet consiste en l'incinération dans des fours aménagés spécialement. Des installations de ce genre existent dans divers pays, notamment en Angleterre, aux Indes, en Belgique, en Allemagne et donnent d'excellents résultats. Paris en sera doté prochainement.

Si on peut objecter que l'incinération fait perdre une certaine quantité d'engrais, par contre, elle contribue à l'assainissement et de plus peut produire gratuitement une quantité intéressante de force motrice dont on trouvera toujours l'emploi. C'est un avantage dont il y a lieu de tenir grand compte, principalement dans les pays où le combustible est d'un prix élevé, comme *en Egypte*.

Ainsi, étant donné le régime d'alimentation et le genre de vie des habitants d'une ville comme le Caire, on peut estimer que 100,000 habitants produisent journellement environ 50 tonnes d'ordures ménagères qui, une fois incinérées, produiraient approximativement 3,000 unités cheval-heure. Ce qui pour l'ensemble des habitants, soit 700,000, donnerait 350 tonnes d'ordures et 21,000 unités cheval-heure, ce qui ferait environ **2,000 chevaux-vapeur pendant 10 heures**. On peut donc se rendre compte par ce simple calcul des avantages réels qu'il y aurait sous tous les rapports à pratiquer l'incinération des ordures ménagères.

Il y a lieu d'ajouter que ces usines de destruction n'offrent aucun danger pas plus pour les ouvriers qui les conduisent que pour les habitations environnantes. Les frais d'exploitation sont des plus réduits ; l'entretien des machines, les frais accessoires, l'enlèvement des cendres, etc., pour une ville comme le Caire peuvent être évalués au maximum à 200 francs par jour.

RÉSIDUS LIQUIDES

Résidus liquides. — D'une manière générale, les résidus à l'état liquide dans les villes, sont formés par les eaux ménagères, les eaux d'arrosage, les eaux résiduaires d'usines et aussi les eaux pluviales auxquelles viennent s'ajouter quelquefois les produits de water-closets. Comme nous le disions plus haut, il est indispensable d'éloigner au plus vite de la ville ces mélanges éminemment aptes à la fermentation.

On ne protestera jamais trop contre le procédé qui consiste à envoyer notamment les eaux ménagères et de voirie dans le caniveau des bas côtés de la rue, à ciel ouvert, où, presque sans écoulement, elles séjournent en favorisant le développement de germes infectieux, et en répandant des odeurs malsaines. C'est une grosse erreur de croire que par évaporation, sous l'action de la chaleur, ces inconvénients soient supprimés. En effet, ces liquides contenant une grande quantité de matières organiques, laissent, après évaporation, un

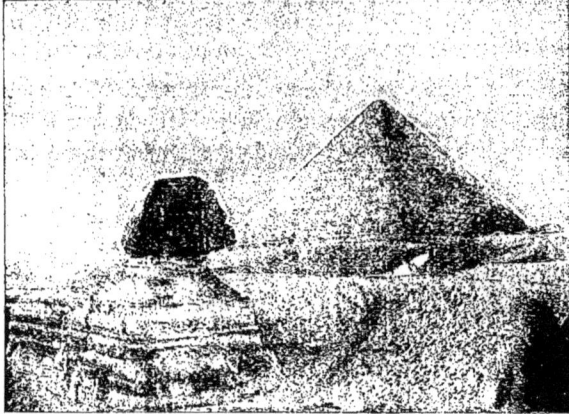

Les Pyramides

résidu qui se désagrège et se répand sous forme de poussières nocives.

Dans une ville ne possédant pas d'égouts, que deviennent les eaux servant à l'arrosage même des rues? Elles disparaissent partie en évaporation, partie en infiltration dans le sol, opérations assez lentes pendant lesquelles les micro-organismes toujours en grand nombre dans les poussières et détritus de toutes sortes répandus sur la chaussée, se sont multipliés et seront dispersés fatalement dans l'atmosphère.

Les infiltrations continuelles finissent par contaminer le sous-sol et l'évaporation active est un excellent agent de propagation des poussières, il importe donc d'assurer l'écoulement de tous les liquides, au fur et à mesure de leur production.

Produits des cabinets d'aisances. — Fosses fixes. —

Les liquides et matières dont on doit particulièrement exiger l'enlèvement par des moyens offrant toute sécurité, sont certainement ceux provenant des cabinets d'aisances. Relativement à ces matières qui renferment les résidus de la digestion, nous ne croyons pas qu'il soit utile d'insister et de rappeler les divers dangers qu'offrent notamment les fosses à fonds perdu, malheureusement encore en trop grand nombre en Egypte, où le sous-sol se trouve ainsi infecté depuis des siècles. Ces fosses devraient être rigoureusement interdites, étant un danger permanent.

Les fosses étanches sont évidemment de beaucoup préférables, mais elles ont le grave inconvénient de nécessiter des vidanges fréquentes. Or, quelles que soient les précautions prises, les transports de matières fécales à travers l'habitation d'abord et la ville ensuite offrent toujours des dangers de contamination. D'autre part, ces vidanges représentent presque toujours une opération assez désagréable et onéreuse, la conséquence est que les propriétaires hésitent à placer des appareils de water-closets hygiéniques avec siphonnement, et lavage par chasses d'eau fréquentes. Ils préfèrent des appareils rudimentaires sans siphonnement et par conséquent laissant aux gaz méphitiques de la fosse la possibilité de se répandre dans l'habitation. Ces fosses sont généralement d'une grande capacité, il s'en suit qu'à certains moments, une quantité importante de matières se trouvent en putréfaction à la base même de l'habitation. Enfin, nous devons

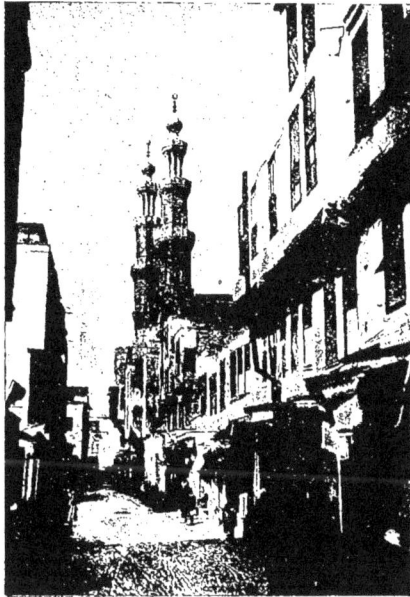

Quartier arabe

faire remarquer que les fosses fixes étanches ou non, telles qu'on les fait actuellement, favorisent l'éclosion de mouches et de toutes sortes d'insectes, et qu'en outre il arrive fréquemment que les vidangeurs déversent leurs produits directement sur les champs.

Pour ces motifs, il y a lieu tout d'abord de condamner irrémédiablement les fosses à fond perdu et de déconseiller ensuite les fosses étanches ordinaires pour préconiser hautement le système dit « tout à l'égout ».

" ***Tout à l'égout.*** " — On peut réaliser l'envoi à l'égout de différentes manières, soit avec appareils à siphon et réservoirs d'eau chassant directement dans l'égout, soit avec un système de fosse septique formant siphon automatique interposé entre les W. C. et l'égout.

Ainsi, le **Conseil d'Hygiène du Département de la Seine** entre autres qui eut à donner son avis sur la question, décida que la condition à remplir, quel que soit le moyen employé, consistait à empêcher par une occlusion hydraulique toute communication entre l'égout et l'atmosphère des habitations.

Cette condition, on peut la remplir aussi bien avec les appareils ordinaires du « tout à l'égout » qu'avec une petite fosse septique automatique, mais le premier système demandant quelquefois une réfection complète des cabinets d'aisances (pose de canalisations d'eau, réservoirs, cuvette à siphon, etc.) est d'un prix assez élevé qui fait souvent reculer les petits propriétaires.

D'autre part, il arrive fréquemment que la topographie des lieux ne permet pas de donner une pente suffisante aux égouts ; c'est le cas pour une grande partie du Caire, il y a donc intérêt à n'évacuer que des liquides.

C'est dans ce but que nous préconisons la petite fosse septique solubilisant les matières solides, dont nous allons décrire le dispositif et le fonctionnement.

FOSSE SEPTIQUE

La fosse-siphon septique dont nous conseillons ici l'emploi est un perfectionnement de la fosse Mouras inventée en France il y a une trentaine d'années et qui est aujourd'hui connue de tous les hygiénistes. Il en existe d'ailleurs plusieurs applications en Egypte. Mais Mouras ne connaissant pas les phénomènes de la fermentation découverts et mis au point depuis par Pasteur, avait surtout prévu sa fosse pour agir comme trop plein après dilution. C'est une vidangeuse automatique comme il l'appelle. A certains moments, les tuyaux d'arrivée et de sortie plongeaient dans la croûte ou sorte de levain de surface, il en résultait des engorgements fréquents qui l'ont fait condamner en France où elle était à un moment donné assez répandue, notamment à l'administration du génie militaire.

La fosse septique automatique dont nous allons parler est d'une capacité des plus réduites de manière à ne pas prolonger le séjour des matières sous l'habitation. Les dimensions sont prévues pour que le séjour soit de 8 à 10 jours seulement, on peut ainsi se rendre compte que pour 10 personnes par exemple une fosse d'un mètre cube serait suffisante.

Cette fosse est divisée en deux compartiments inégaux par une cloison séparative, ce qui a pour but d'empêcher la sortie des matières solides avant liquéfaction et aussi d'atténuer les courants qui pourraient se produire entre l'arrivée et la sortie en établissant des remous nuisibles à la fermentation.

Des petites ouvertures longitudinales placées dans la cloison à un certain niveau sous la surface du liquide assurent la communication entre les deux compartiments.

FOSSE SEPTIQUE AUTOMATIQUE

COUPE

PLAN

La tubulure d'arrivée est d'un profil spécial se terminant en dauphin suivant un plan vertical de manière à répartir les matières sur un plan se rapprochant de l'horizontale et faciliter ainsi leur dispersion dans la masse. Ce dispositif atténue aussi les remous et est un obstacle de plus à la remontée des gaz.

Les tubulures d'arrivée et de sortie plongent dans le liquide d'une quantité à fixer en rapport avec le volume de la fosse; cette

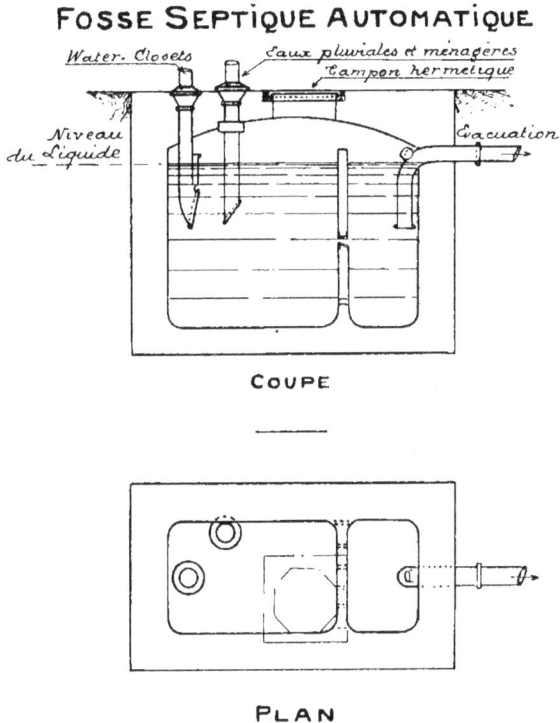

disposition assure une occlusion hydraulique des plus efficaces, puisque c'est toute la fosse qui forme siphon. Autre point à considérer, ce dispositif ne permet ni l'éclosion ni la dispersion des mouches et insectes divers.

Le fonctionnement d'une telle fosse est facile à comprendre; sous l'action d'une fermentation active, les matières organiques solides se trouvent dissociées, ramenées à des éléments plus simples, il en résulte des liquides et des gaz. Nous étudierons plus loin ces phénomènes, en parlant de l'épuration biologique. Le niveau des liquides étant constant, lorsqu'il arrive un volume quelconque de matières, il en sort le même volume.

Tout ce qui est organique, papiers, matières fécales, déchets de légumes, etc., est solubilisé et gazéifié, mais, bien entendu, les matières minérales ou métalliques, telles que débris de vaisselle, couverts en métal, verres, etc., ne sont pas liquéfiées, elles forment à la longue un petit dépôt qu'il y aura lieu d'enlever, à des espaces très éloignés, c'est-à-dire à des intervalles quinze ou vingt fois plus grands qu'avec la fosse ordinaire.

En adaptant à cette fosse septique un siphon à départ automatique, tel que le montre la figure ci-contre, on aura encore l'avantage de créer économiquement une chasse dans les canalisations, avantage appréciable lorsqu'il n'est pas possible de donner beaucoup de pente aux égouts.

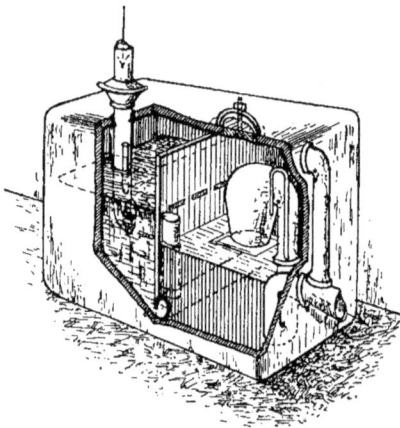

Ce mode d'envoi à l'égout par fosse septique étant plus économique permettra d'amener les propriétaires progressivement à reconnaître et à accepter les avantages du « tout à l'égout », qui a fait ses preuves et est, sans contredit, le moyen le plus rationnel pour évacuer les déchets liquides.

Les villes qui en ont fait l'application d'une manière générale, comme en Angleterre, ont vu leur taux de mortalité sensiblement diminué. On doit conseiller de suivre l'exemple des villes anglaises qui pratiquent presque toujours le tout à l'égout, très souvent l'épu-

ration des eaux et même fréquemment la destruction des ordures
ménagères.

DIVERS SYSTÈMES DE RÉSEAUX D'ÉGOUTS

Pour l'écoulement des résidus à l'état liquide, on peut prévoir
soit un réseau d'égouts du **système unitaire**, recevant tous les
déchets liquides y compris les eaux pluviales, soit un réseau du
système séparatif, c'est-à-dire n'évacuant que les eaux vannes
provenant des habitations.

Dans le cas spécial du *Caire*, où les pluies sont particulièrement
rares, c'est surtout le second système qui semble recommandable,
nous estimons pourtant qu'il serait bon de prévoir un réseau d'égouts
d'un système mixte, c'est-à-dire pouvant recevoir, en certains points
de la ville, les eaux pluviales qui actuellement y séjournent en y
occasionnant des perturbations diverses dans la vie des habitants.

Ainsi, au mois de février dernier, nous avons été témoins à la
suite de pluies qui pourtant n'avaient rien d'excessif des multiples
inconvénients occasionnés dans différents quartiers, par le séjour
des eaux formant de véritables mares.

Nous pensons donc que, pour ces quartiers, il serait prudent de
prévoir des égouts pouvant assurer l'écoulement des eaux pluviales.

La quantité d'eau ainsi enlevée ne sera pas considérable par
rapport au volume total et ne nécessitera pas des canalisations de
grande section d'autant plus qu'on pourrait en régler le débit pour
que l'écoulement puisse se faire en un temps quelque peu allongé.

L'augmentation de la dépense sur l'ensemble du réseau serait à
peine appréciable et il en résulterait des avantages nombreux.

Réseau mixte. — Forme et dimensions des égouts. —
Le réseau qui conviendrait particulièrement ici se composerait pour
la majeure partie de canalisations en tuyaux de grès vernissé, à
petite section, dans lesquelles l'écoulement serait mieux assuré que
dans les égouts à grande section en maçonnerie. Ces canalisations se
réuniraient dans des collecteurs secondaires et finalement dans un
collecteur émissaire principal, en maçonnerie ou béton armé.

Étant donné la configuration et la topographie de la ville, il est
probable qu'il y aurait grand intérêt à prévoir deux ou même trois

zones avec chacune leur émissaire arrivant sur un point différent où aurait lieu l'épuration. D'ailleurs la totalité des eaux d'égouts ainsi recueillies formant un volume assez considérable, il y aurait avantage à les répartir sur plusieurs points où l'effluent, après épuration, pourrait être employé utilement en irrigation sur le sol, ce qui permettrait sans doute de rendre productives des régions actuellement incultes.

Comme nous le disons plus haut, la topographie du Caire ne permettant pas en maints endroits de donner une pente suffisante aux canalisations (pente qui doit être nécessairement en rapport avec le volume et la nature des liquides à écouler), il y aura lieu de multiplier les chambres de chasses avec siphon à départ automatique. Il faudra même peut-être prévoir le relèvement des eaux sur certains points. On y pourvoira soit par des éjecteurs à air comprimé, soit à l'aide de pompes spéciales. On devrait en tous cas, éviter autant que possible ces stations de relèvement toujours dispendieuses.

A cet égard, on peut se rendre compte dès maintenant des avantages qu'il y aurait à n'évacuer que des liquides, dont l'écoulement serait assuré même avec une très faible pente.

COUPE VERTICALE

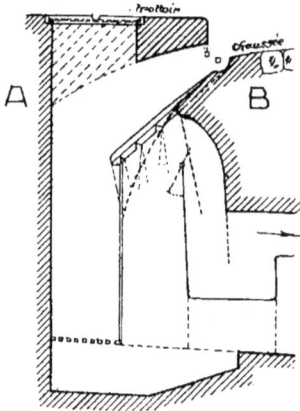

PLAN AU NIVEAU A.B.

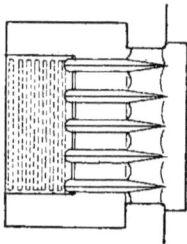

Branchements à l'égout. — Regards à décantation. —

Pour l'évacuation des eaux vannes de chaque habitation, il sera bon de prévoir avant le branchement à l'égout un siphon d'interception, on évitera ainsi le refoulement des gaz venant de la canalisation.

En ce qui concerne le branchement des points particuliers pour lesquels nous conseillons l'envoi des eaux pluviales, il serait bon de disposer une **bouche d'égout** spéciale limitant le débit et séparant automatiquement les matières solides des liquides.

Ce dispositif qui paraît des plus ingénieux, se compose d'une façon schématique et selon la figure ci-contre d'un plan incliné comportant des rigoles et des côtes se prolongeant en forme de barreaux de grilles.

De cette façon, les matières solides sont conduites par glissement dans la partie réservée pour la décantation et les liquides coulent au fond des rigoles et par capillarité le long du profil coudé conduisant à la canalisation. Les sables et petites matières se trouvent projetés au fond du regard, d'où il y aura lieu de les extraire de temps en temps, ainsi que les grosses matières.

Si le débit d'arrivée dépasse celui pour lequel le tuyau d'évacuation a été prévu, l'écoulement demandera plus de temps, mais à ce moment les matières seront toujours décantées et ne risqueront pas d'aller engorger les canalisations.

L'écoulement des eaux provenant d'une forte pluie, par exemple, demanderait plusieurs heures, ce qui en tout cas serait infiniment plus pratique que de s'en remettre à la force d'absorption des terrains et à l'évaporation.

Exécution des égouts. — Nous avons entendu dire que des personnes, même parmi celles passant pour autorisées en Egypte, prétendaient que l'exécution des égouts dans une ville comme le Caire coûterait la vie à des milliers d'habitants. Ce n'est pas notre avis, et si on obligeait ces personnes à fournir des arguments scientifiques à l'appui de leur thèse, il est probable qu'on les mettrait dans un grand embarras.

On dit aussi qu'un réseau d'égouts est impossible par suite du manque de dénivellation; c'est encore là une opinion erronée. Pour réfuter ces deux allégations, nous pourrions invoquer les cas de Tunis, Marseille, Toulon, etc... Dans cette dernière ville entre autres, les égouts ont été quelquefois exécutés dans la vase à plusieurs mètres en dessous du niveau de la mer et pourtant le taux de mortalité n'a aucunement augmenté.

Voir rapport du Dr Péraldi, directeur du Bureau d'Hygiène (Hygiène générale et appliquée de janvier 1907).

Le sous-sol du Caire est infecté depuis des siècles, mais les déblais provenant des fouilles ne deviendraient dangereux que si les terres étaient mouillées, provoquant ainsi une fermentation avec pullulation des germes qui reprennent de l'activité. Si les déblais sont à l'état sec, il n'y a pour ainsi dire rien à craindre. Dans le cas où pour éviter autant que possible les poussières, toujours désagréables, on voudrait humecter ces terres, il faudrait avoir soin de le faire avec un liquide quelque peu antiseptique tel que de l'eau de chaux ou du chlorure de chaux agissant en même temps comme désodorisant, les solutions étant faites à 5 pour 100.

La population n'a donc pas lieu de s'effrayer, elle doit se dire au contraire qu'après les quelques inconvénients occasionnés par les travaux, elle jouira d'un état sanitaire beaucoup meilleur.

S'il était nécessaire au point terminus de relever les eaux pour les envoyer à l'installation d'épuration, on pourrait se servir utilement de la force motrice produite par l'incinération des ordures ménagères, dont la puissance serait plus que suffisante pour élever journellement 40,000 mètres cubes d'eau à 4 mètres de hauteur.

Nature et volume des eaux à épurer. — Dans le cas présent, les eaux d'égouts ne comprenant que les eaux ménagères, le produit des cabinets d'aisances et les eaux de lavage, on voit de suite que le mélange sera assez concentré d'autant plus que la quantité d'eau potable mise à la disposition de chaque habitant est encore assez restreinte.

Il est généralement admis que chaque personne produit en moyenne de 80 à 100 grammes de matières excrémentielles solides et environ 1,100 grammes d'urine par jour.

Les eaux d'égouts contiendront donc une assez forte proportion de substances organiques réparties en matières hydrocarbonées et en matières azotées ou albuminoïdes.

Dans ces deux groupes, hydrocarbonées et azotées, on rencontre des matières très diverses en suspension et en dissolution. Ainsi, pour le cas qui nous occupe, on pourra trouver en moyenne dans un litre 0 gr. 700 de matières en suspension et 0 gr. 600 de matières minérales et organiques en dissolution. L'ensemble de ces matières 1 gr. 300 se composera approximativement de 0 gr. 550 de matières minérales et 0 gr. 750 de matières organiques.

D'autre part, on doit également tenir compte de la destination de l'effluent de l'installation au Caire soit qu'on emploie l'effluent en irrigation agricole, soit qu'on l'envoie au Nil, l'auto-épuration achèvera le travail commencé et il ne sera pas indispensable d'exécuter une installation donnant un résultat complet.

Si l'on évalue en moyenne à 30 litres par jour le volume des eaux vannes produites par chaque habitant, on constate que la totalité des eaux d'égouts pour une ville comme le Caire sera de 30 à 35,000 mètres cubes, chiffre bien près de la réalité.

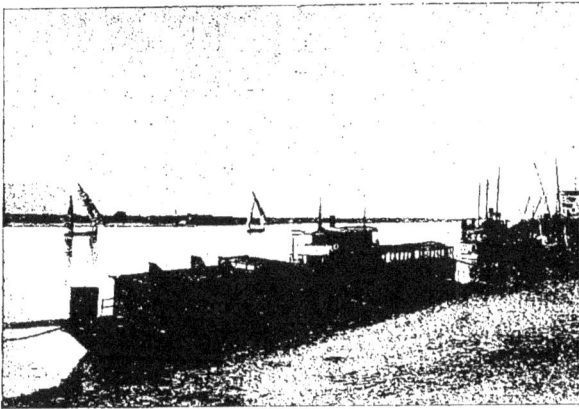

Le Nil

SYSTÈME D'ÉPURATION

Pour le choix du système d'épuration à adopter, on doit nécessairement tenir compte de la nature des eaux à épurer. Nous venons de voir que ces eaux sont fortement chargées de matières organiques; nous allons donc étudier le système qui conviendrait le mieux, après avoir examiné succinctement les divers procédés connus.

Système de l'épandage sur le sol. — C'est le procédé le plus ancien qui a donné dans certains cas avec des terrains propices (sablonneux), de bons résultats, mais qui demande des surfaces considérables.

D'autre part, on n'est jamais certain de ne pas contaminer les sources aquifères ; quand on s'aperçoit de la pollution, il est souvent trop tard, de nombreux exemples sont là pour justifier ces craintes. Il y a danger à manger les légumes cultivés sur les champs d'épandage.

Au point de vue économique, on est souvent désillusionné, car la surface d'épandage étant très grande, nécessite une grande dépense comme achat de terrains, pose de canalisations, drainage, collecteurs, etc...

Les contaminations de sources peuvent occasionner des demandes d'indemnités de la part des riverains, de sorte qu'il est pour ainsi dire impossible d'évaluer d'avance la dépense d'un tel système.

Précipitation chimique. — Nous n'en parlons ici que pour mémoire, car c'est un procédé généralement très coûteux d'installation et surtout de frais d'exploitation. Il nécessite l'exécution de bassins divers pour le mélange, le broyage, la décantation, etc.

Les villes anglaises entre autres qui l'avaient adopté tendent de plus en plus à le remplacer par l'épuration biologique (telles que Manchester, Birmingham).

Les réactifs les plus employés sont le lait de chaux, les sulfates de fer, de zinc ou d'alumine.

La production d'engrais avec le précipité mis en tourteaux ne rémunère presque jamais la main-d'œuvre. D'ailleurs vous avez ici le limon du Nil, supérieur à tous points de vue.

ÉPURATION BIOLOGIQUE INTENSIVE

Dans ce procédé que certains hygiénistes qualifient à tort d'artificiel, on utilise les mêmes phénomènes qui agissent dans l'épandage, c'est-à-dire la solubilisation et l'oxydation, on les utilise séparément de manière à avoir une action plus active et plus efficace ; les seuls agents de l'épuration sont les micro-organismes.

Avant de décrire l'épuration biologique intensive, nous nous permettrons d'en faire un bref historique :

Le premier savant qui eut l'idée de faire pratiquement de l'épuration biologique intensive est M. *Dibdin*, chimiste Conseil de la ville de *Londres*. En 1892, il expérimenta à *Barking* et à *Sutton* des filtres garnis de scories ; mais, par suite de l'abondance des matières organiques non solubilisées, ces filtres furent vite colmatés. Sur ces entre-faites, M. *Donald Cameron*, ingénieur de la ville d'Exeter, eut l'idée de faire subir préalablement aux liquides à traiter une fermentation en vase clos. C'était la première et véritable application du « Septic Tank » (brevet Cameron, 2 mars 1897).

Les deux phases de l'épuration biologique (solubilisation et nitri-fication) s'effectuaient ainsi séparément et dans des conditions favo-rables.

Tous les autres dispositifs et procédés bactériens dérivent de ceux-ci et ont été souvent compliqués bien inutilement.

Nous devons à la vérité de dire aussi que, dès 1889, le bureau d'hygiène de Massachussets entreprenait des études approfondies sur l'action des filtres préparés artificiellement et arrivait à démontrer que l'épuration était bien due à des microbes.

Enfin, cet historique serait incomplet si nous ne rappelions qu'en 1861, Pasteur avait établi les théories de la fermentation et qu'en 1877, Schloesing et Muntz avaient clairement démontré que la nitrification était due à des organismes vivants (ferments nitreux et nitriques).

En résumé, les anglais, gens pratiques par excellence, ont su utiliser les découvertes des savants français.

Description. — D'une façon schématique, une installation d'épuration biologique se compose :

1° D'un bassin de décantation ;
2° D'une fosse septique ;
3° D'un filtre bactérien.

Le bassin de décantation est une sorte de chambre à sable où se déposent les matières lourdes, minérales ou métalliques.

La fosse septique ou fosse à fermentation est un réservoir étanche, hermétiquement clos dont les dimensions sont calculées de manière à obtenir une capacité approximativement égale au volume d'eau à traiter journellement.

Le filtre bactérien est un bassin étanche à ciel ouvert garni de matériaux filtrants et dont les dimensions sont aussi en rapport avec le volume d'eau à traiter.

A ces dispositifs principaux viennent s'ajouter les accessoires : aérateurs à la sortie de la fosse, appareil distributeur automatique à la surface des filtres, tuyaux de distribution et de drainage, etc.

Fonctionnement. — Après décantation dans la chambre à sable, les eaux sont amenées dans la fosse à un certain niveau sous la surface des liquides (il faut dire que le niveau dans la fosse doit

EPURATION BACTÉRIENNE

FOSSE SEPTIQUE ET LITS FILTRANTS DE 1ᵉʳ CONTACT

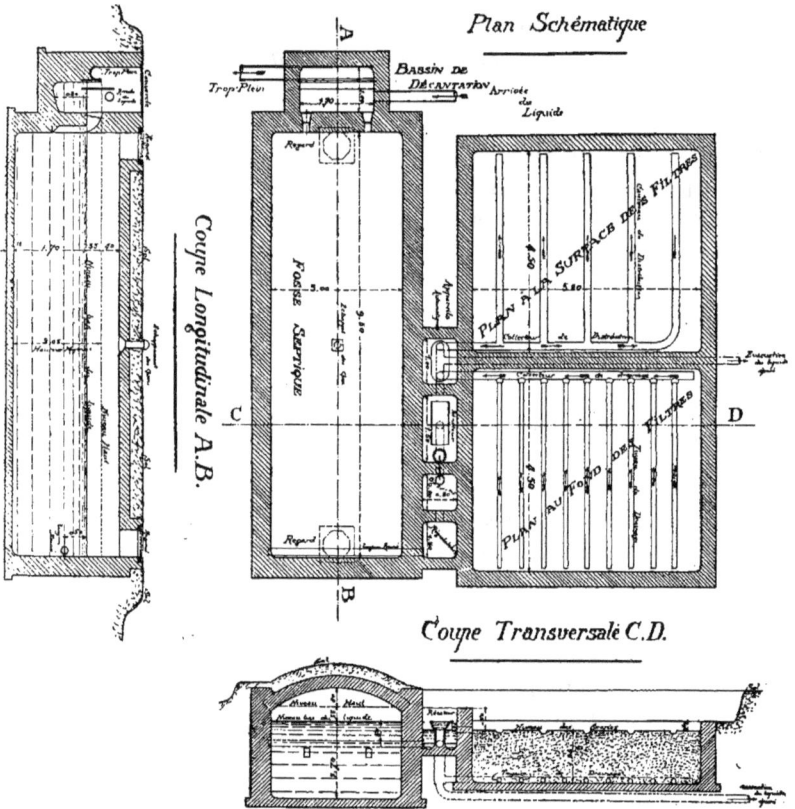

Plan Schématique

Coupe Longitudinale A.B.

Coupe Transversale C.D.

ECHELLE DE 0.02 P.M.

être sensiblement constant et peut atteindre 3ᵐ). Pendant le séjour des liquides dans la fosse, les microbes, anaérobies pour la plupart, s'attaquent aux matières en suspension et les diastases qu'ils secrètent contribuent aussi à la solubilisation.

Les matières organiques complexes sont réduites en corps plus simples ; il en résulte des liquides et des gaz, une partie de ces derniers est dissoute dans la fosse même, l'autre est évacuée. Dans cette désagrégation moléculaire de la matière organique, l'azote ammoniacal augmente tandis que l'azote albuminoïde diminue.

Les eaux sont reprises en dessous de la surface et sont amenées à l'aérateur où elles subissent une légère chute, ce qui leur permet d'emprunter de l'oxygène à l'air.

L'effluent passe ensuite dans un appareil qui, automatiquement, peut distribuer les liquides à tour de rôle sur chacun des filtres et d'une manière intermittente.

Les eaux sont alors répandues à la surface des filtres et restent en contact avec les scories pendant un certain temps, les matières encore en suspension se déposent sur les supports filtrants. Les bactéries aérobies commencent à travailler, mais c'est surtout après l'évacuation du filtre qu'elles s'attaquent aux substances organiques : les ferments nitreux par oxydation font passer l'azote ammoniacal à l'état de nitrites, puis le filtre étant suffisamment aéré, les ferments nitriques transforment les nitrites en nitrates, dernier terme de la minéralisation.

Le travail des filtres de contact est généralement réglé pour assurer trois opérations par jour avec des périodes successives de remplissage, pleins, vidanges, repos, etc...

Depuis quelque temps on recommande beaucoup les filtres dits *percolateurs*, utilisant surtout le phénomène de l'oxydation en recevant les liquides sous forme de pluie fine d'une manière presque continue, les liquides ne faisant que traverser lentement les matériaux filtrants. Mais cette méthode est surtout applicable lorsque les eaux ne contiennent pas une proportion trop grande de matières organiques; elle nécessite, en outre, une différence de niveau d'au moins 2 mètres entre l'arrivée et la sortie.

On peut disposer une ou plusieurs séries successives de filtres. Dans le cas du Caire, nous estimons qu'une seule série suffirait. Après le traitement en fosses septiques avec un seul contact sur filtres bactériens, nous estimons que le degré d'épuration atteindrait en moyenne le résultat suivant :

Azote ammoniacal en Az H³, 6 à 8 milligrammes par litre ;
Azote albuminoïde en Az H³ 2,5 à 4 milligrammes par litre ;

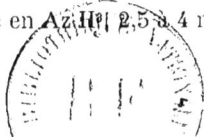

Azote nitrique (en nitrate de potasse) 15 à 30 milligrammes par litre ;

Matières organiques (en dosage pondéral après calcination) 25 à 30 milligrammes par litre ;

Chlore évalué en Na Cl, 125 à 140 milligrammes par litre.

Avantages de l'épuration biologique intensive. — Comme on peut s'en rendre compte facilement, le procédé que nous venons de décrire comporte de sérieux avantages, il demande une surface considérablement moindre que celle exigée par l'épandage (environ 70 fois moins).

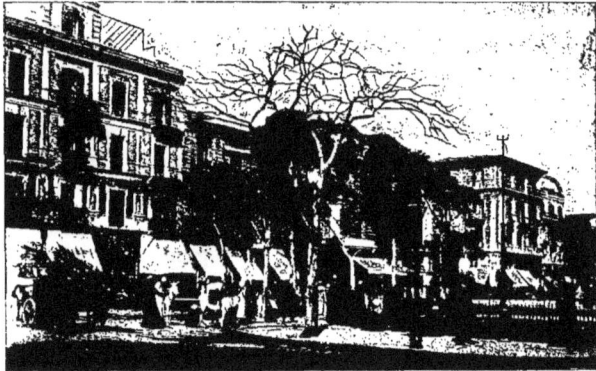

Quartier Européen

La surface nécessaire pour épurer les eaux du Caire serait d'environ 3 hectares tout compris. Quant aux frais d'exploitation, ils seront peu importants ; en effet, il suffit de nettoyer les bassins de décantation de temps en temps, opération qui étant donné le régime des égouts du Caire, du système séparatif, ne sera utile qu'à des intervalles de temps assez espacés. Il faut aussi ratisser la surface des filtres une fois ou deux par mois.

Les matériaux filtrants peuvent être constitués en mâchefers concassés et criblés auxquels on peut ajouter des cassons de briques ou de pierres, sont d'une durée très longue que l'on peut évaluer, d'après les expériences actuelles, à 20 ans au moins pour ceux de la surface, et à 30 ans pour les matériaux placés au fond des filtres.

L'un des avantages les plus appréciables de l'épuration biologique intensive est celui qui permet de tenir, pour ainsi dire, le mal dans des réservoirs étanches, sans risque de contamination des nappes d'eau, on le canalise, on en suit l'évolution et là, comme en médecine, connaître le mal, c'est presque en tenir la guérison certaine.

Dans une installation importante, on peut même tirer profit des gaz produits par la fermentation en fosse septique, ces gaz contenant une grande proportion d'hydrogène, d'azote et de méthane sont inflammables; on peut les utiliser notamment pour le chauffage et la force motrice.

Nous ne voudrions pas sortir du caractère scientifique de la présente communication, pourtant, il nous semble intéressant de signaler ici que pour le recouvrement des sommes à prévoir la ville faisant économiser aux propriétaires les frais de vidanges, il serait bien juste de leur réclamer une redevance pour branchement à l'égout, comme cela se pratique couramment.

CONCLUSIONS

En résumé, nous sommes convaincus que le procédé d'épuration biologique reposant sur des bases scientifiques naturelles est le plus simple et le plus pratique des procédés connus jusqu'à ce jour et qu'il est appelé à rendre de grands services en révolutionnant les méthodes d'assainissement des villes.

Ce procédé est actuellement employé d'une manière générale en Angleterre, où la Commission Royale de Salubrité l'a classé en première ligne. Les derniers Congrès d'hygiène internationaux ont émis des vœux en faveur de l'épuration bactérienne qui a également reçu l'approbation des plus hautes Sommités Hygiénistes.

Pour résoudre un problème aussi complexe que celui de l'assainissement d'une ville, il ne faut pas se contenter de faire des règlements, prendre des arrêtés prohibitifs; il faut offrir aux habitants des moyens pratiques, en un mot, les gagner par la persuasion. Avec des moyens prohibitifs, on crée souvent la fraude, mais on ne fait pas toujours de l'hygiène.

Pour terminer, nous espérons, dans le modeste exposé que vous venez d'entendre, avoir décrit les moyens d'assainissement qui, aussi bien pour l'évacuation des déchets de la vie que pour leur épuration, sont de nature à s'adapter efficacement dans le cas particulier de la ville du Caire. Leur adoption serait certainement une source de bien-être pour les habitants. Nous savons que des études ayant le même objet sont en cours, nous en souhaitons la réussite et la prompte mise en œuvre.

Il nous reste à formuler le vœu, qu'en vue de la salubrité générale, aussi bien en Egypte qu'ailleurs, les Pouvoirs administratifs comprennent enfin l'importance capitale qu'il y a à doter une ville de moyens d'assainissement.

Ceux qui auront contribué à l'exécution de ces projets auront rendu de grands services à leur pays.

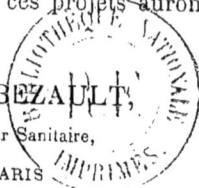

Signé : BEZAULT,

Ingénieur Sanitaire,

PARIS

8 avril 1907.

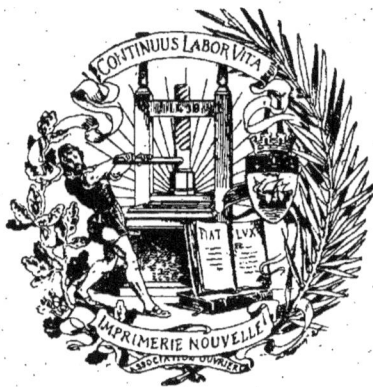

CONTINUUS LABOR VITA

FIAT LUX

IMPRIMERIE NOUVELLE

ASSOCIATION OUVRIÈRE

34

www.ingramcontent.com/pod-product-compliance
Lightning Source LLC
Chambersburg PA
CBHW032256210326
41520CB00048B/4245